INSTITUT
ORTHOPÉDIQUE

DE LA MUETTE,

Dirigé par M. le Docteur Jules Guérin,

AU CHATEAU DE LA MUETTE,
à Passy, près le bois de Boulogne.

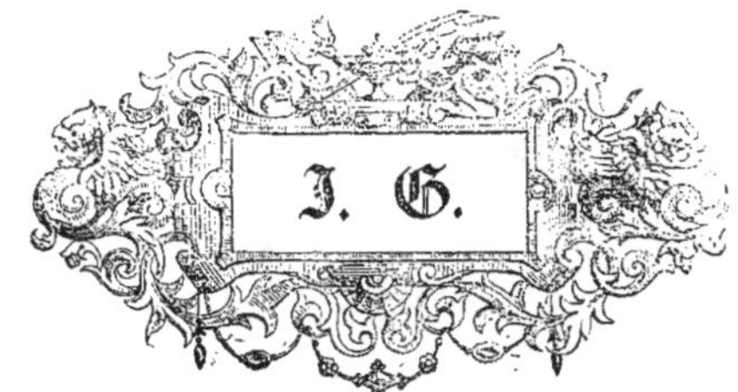

A PARIS,

IMPRIMERIE DE FÉLIX MALTESTE ET COMPAGNIE,
RUE DES DEUX-PORTES-SAINT-SAUVEUR, N° 18, PRÈS LE PASSAGE DU GRAND-CERF.

—

1859.

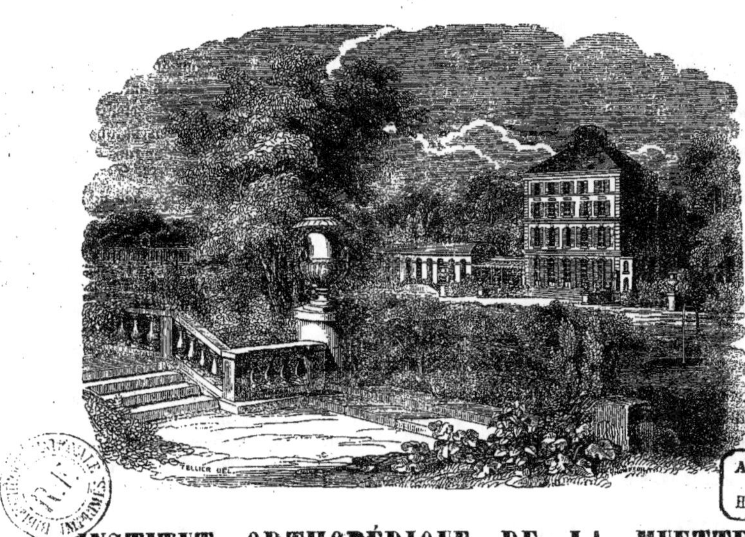

ACQ. 42,644
HENNEQUIN

INSTITUT ORTHOPÉDIQUE DE LA MUETTE,

Pour le Traitement des Difformités de la Taille et des Membres,

CHEZ LES PERSONNES DES DEUX SEXES,

Dirigé par M. le Docteur Jules Guérin,

A Passy, près le Bois de Boulogne.

L'INSTITUT ORTHOPÉDIQUE DE LA MUETTE est consacré au traitement de toutes les difformités du système osseux chez les personnes des deux sexes : difformités de la *colonne vertébrale,* de la *poitrine* et des *membres*. Les avantages que cet établissement s'est efforcé de réunir depuis sa fondation, les améliorations de toute nature qu'il n'a cessé d'introduire dans les diverses parties du traitement des difformités, sont suffisamment connus pour n'avoir pas besoin d'être rappelés ici. Le but de ce nouveau prospectus est donc moins de remettre en lumière les titres qui ont valu à L'INSTITUT ORTHOPÉDIQUE DE LA MUETTE l'approbation du public médical et la confiance des familles, que d'exposer brièvement les progrès récens, les méthodes de traitement nouvelles, et les guérisons authentiques que l'Académie royale des sciences a honorés de sa sanction et de ses suffrages, ainsi que d'autres résultats obtenus depuis le rapport de cette compagnie savante

§ I.

Traitement général des Difformités.

Les règles du traitement général des difformités n'existaient pas. On distinguait à peine les cas curables de ceux qui ne le sont pas; ceux qui réclament l'emploi des moyens mécaniques de ceux qu'il serait dangereux de traiter par ces moyens. De plus, on employait aveuglément et indistinctement les mêmes machines dans tous les cas, et ces machines étaient généralement vicieuses. C'est ainsi qu'on voyait tous les jours des personnes sans connaissances et sans titre préconiser l'emploi du même appareil, et d'un appareil défectueux, comme méthode unique de traitement; c'est ainsi que des accidens graves ont été le résultat de certains traitemens orthopédiques intempestifs. Voilà où en était l'orthopédie. Cette science avait donc besoin de notions plus précises, de règles plus sûres, de méthodes mieux entendues, et de moyens plus rationnels.

Telle a été sans doute la pensée de l'Académie des sciences, lorsqu'elle a mis la question de l'orthopédie au concours, et telles sont les lacunes que M. J. Guérin a cherché à combler, ainsi qu'on le verra par l'exposé qui va suivre, et par l'extrait du rapport de l'Académie, annexé à ce prospectus.

§ II.

Traitement des Difformités de l'Épine.

Non seulement M. J. Guérin a cherché à préciser, pour les difformités de la colonne vertébrale, les cas curables et leur degré de curabilité, la valeur, la convenance et l'opportunité des moyens de traitement déjà connus; mais il a imaginé plusieurs méthodes et plusieurs procédés, dont la commission de l'Académie a suivi les applications et reconnu l'efficacité. Nous allons mettre en regard des différens ordres de moyens précédemment employés, les moyens nouveaux que M. Guérin leur a substitués.

MOYENS ANCIENS.

1° Lits à extension parallèle ou longitudinale.

Ces lits sont les premiers appareils qui aient été employés pour combattre les déviations de la taille. Ils tendent à opérer le redressement de la colonne en exerçant des tractions suivant la longueur de cette tige et en s'appuyant sur la tête et le bassin. Outre que cette méthode a l'inconvénient d'étendre indistinctement toutes les portions de l'épine et d'agir d'abord sur les parties saines, avant d'effectuer aucun changement dans les parties courbées, elle dépense beaucoup de forces pour ne produire que peu de résultats ou des résultats inutiles et fâcheux. En effet, les tractions exercées sur la tête et sur la mâchoire déforment les dents, les chassent de leurs alvéoles, disloquent les articulations de la tête avec le cou, relâchent inutilement les ligamens des premières vertèbres, et ne se font sentir avec quelque force aux portions à redresser qu'après avoir fatigué outre mesure celles qui les précédent ou les suivent; quant au redressement, il n'est, et ne peut être que partiel; et, de l'aveu même de ceux qui emploient exclusivement l'extension longitudinale, elle ne produit jamais que des guérisons *incomplètes*. Pour redresser une tige courbée et la maintenir droite, il ne suffit pas, en effet, d'exercer des tractions sur ses deux bouts et suivant sa longueur, mais il est indispensable de ployer la partie courbée en sens contraire de la courbe, afin de vaincre la prédominance du côté convexe sur le côté concave, et d'empêcher la reproduction d'un degré quelconque de la courbure lorsque l'on cesse les efforts de redressement.

Ainsi les lits à extension longitudinale ou parallèle offrent de graves inconvéniens; ils causent beaucoup de gêne et de fatigue, emploient de grands efforts pour produire peu de résultats, et finalement sont incapables de guérir complètement. Ajoutons qu'il est des cas où l'extension est tout à fait inutile sinon dangereuse; tels sont ceux où les déviations sont produites par faiblesse ou relâchement des ligamens: dans ces cas, l'extension longitudinale ne fait qu'ajouter à la cause de la difformité en cherchant à combattre quelques-uns de ses effets.

Ces observations s'appliquent à toutes les modifications qu'on a apportées depuis une vingtaine d'années dans la confection des lits à extension longitudinale. Toutes ces modifications reposent, en effet, sur le même principe; et, quels que soient les accessoires ou les auxiliaires dont on les accompagne, elles tendent à produire les mêmes résultats. Il n'existe d'ailleurs dans la science aucun cas de guérison authentique produite par cette méthode.

MOYENS NOUVEAUX.

1° Lits à extension localisée. — Lits à extension sigmoïde. — Lits à simple flexion.

Ces trois sortes d'appareils, qui sont applicables dans des cas différens, et répondent à des indications différentes, remplissent complétement le but qu'on se propose par les lits à extension longitudinale ordinaires, et n'offrent aucun des inconvéniens de ces lits.

A. Lits à extension localisée. Lorsqu'il est utile de commencer le traitement par l'extension longitudinale, comme dans les déviations très avancées, le lit à extension localisée de Shaw, introduit en France par M. Pravaz, et perfectionné par MM. Pravaz et J. Guérin, tend à ouvrir les courbures en concentrant les efforts d'extension sur les parties de la colonne qu'elles occupent. L'extension pratiquée par ces appareils ne prend qu'un faible point d'appui sur la tête, et concentre presque toutes les forces extensives sur le siége même des courbures. Elle produit ainsi les premiers degrés du redressement, et prépare à l'extension sigmoïde et aux flexions latérales des conditions favorables au redressement complet.

B. Lits à extension sigmoïde. Les appareils à extension sigmoïde ont pour effet de courber la colonne en sens inverse des courbures qu'elle présente. Les déviations de l'épine offrent généralement la forme d'un 2 retourné, et le lit à extension sigmoïde tend à produire la forme opposée, l'S romain.

On remarquera que cet appareil ne cherche pas à produire ce résultat instantanément comme des critiques intéressés ont cherché à le faire croire; le lit à extension sigmoïde redresse graduellement en agissant en sens inverse des courbures existantes, et en tendant à produire des courbures opposées à ces dernières: mais il ne produit ce résultat que lorsque l'épine a déjà été ramenée à la ligne droite, et lorsqu'elle est assez flexible pour pouvoir être courbée en sens contraire de la déviation qu'elle présentait.

C. Lits à flexions opposées. Les appareils à flexions opposées reposent sur le même principe que les lits à extension sigmoïde, et produisent des résultats analogues; la différence qu'il y a entre ces deux sortes d'appareils, c'est que par l'extension sigmoïde, en même temps qu'on cherche à courber la colonne, on produit un léger degré d'extension en diagonale, qui a pour effet d'étendre principalement les parties rétractées du côté concave, tandis que les appareils à flexions opposées se bornent à opérer la flexion de la colonne en sens inverse de ses courbures pathologiques. Ces appareils sont indispensables toutes les fois que la difformité est due à la faiblesse ou au relâchement des ligamens et des muscles de la colonne, cas dans lesquels l'extension est tout-à-fait nuisible.

MOYENS ANCIENS.

2° Béquilles.

Delpech avait déjà démontré que l'usage des béquilles n'est d'aucun secours pour le traitement des difformités de l'épine et qu'il est sujet à de graves inconvéniens. Outre la forme disgracieuse que les béquilles donnent aux épaules, elles empêchent le développement de la poitrine, la compriment latéralement, la rétrécissent, gênent la respiration, relâchent les muscles des gouttières vertébrales, affaiblissent les extrémités inférieures, enlèvent à la colonne vertébrale l'habitude de se soutenir, et la disposent ainsi à se courber de nouveau à l'époque où on la prive de soutien. Delpech cite même des exemples de personnes parvenues à un tel degré d'affaiblissement par l'usage des béquilles, que, privées de ce moyen d'appui, elles ne pouvaient rester debout et tombaient sans pouvoir se relever.

3° Ceintures à inclinaison.

Delpech avait imaginé une ceinture propre à incliner le tronc sur le bassin : mais il n'avait proposé cet appareil que comme moyen auxiliaire et de faible importance, dans le traitement des déviations latérales de l'épine. On a cru récemment, en ajoutant des courroies à l'appareil de Delpech, avoir inventé un remède infaillible contre toutes les difformités de l'épine. Or, la ceinture à inclinaison n'a d'autre effet que d'incliner latéralement, et de tenir incliné le tronc sur le bassin, au moyen d'une tige inflexible sans modifier les courbures de la colonne.

En effet, M. J. Guérin a démontré le premier que les mouvemens d'inclinaison latérale du tronc ont pour centre principal l'articulation de la dernière vertèbre lombaire avec le sacrum. Que résulte-t-il de ce fait, sinon que la ceinture à inclinaison incline le tronc sur le bassin, mais n'exerce aucune action sur les courbures alternes qui occupent le trajet de l'épine? C'est comme si on avait la prétention de redresser un arbre courbé en plusieurs endroits de sa longueur, en le fixant à un tuteur, et en l'inclinant sur sa racine. Il convient d'ailleurs d'ajouter que la ceinture à inclinaison, en étreignant fortement la poitrine et les hanches, gêne la respiration, prédispose aux affections de poitrine et s'oppose au développement du bassin.

Les expériences à l'aide desquelles on a voulu démontrer l'efficacité de ce moyen n'ont pas donné de résultats plus heureux. Jusqu'ici aucune guérison authentique n'a été produite en sa faveur.

MOYENS NOUVEAUX.

2° Ceintures à tuteurs.

M. Guérin ne se dissimulait pas qu'en proscrivant les béquilles, il lui fallait des appareils capables de remplir le même but, sans offrir les mêmes inconvéniens, c'est-à-dire d'empêcher l'épine de s'affaisser sur elle-même sans gêner la respiration et s'opposer à la marche. M. Guérin a rempli ces deux conditions au moyen d'une ceinture à tuteurs, laquelle, prenant son point d'appui sur le bassin qu'elle embrasse, fait supporter tout le poids des parties supérieures par deux soutiens latéraux fixés à la hanche. Ces ceintures offrent en outre l'avantage de pouvoir élever ou abaisser une épaule suivant la nécessité, tandis que les béquilles les élèvent toujours également de chaque côté et tendent ainsi à exhausser encore celle qu'il conviendrait d'abaisser.

3° Siége produisant l'obliquation du bassin.

Il est des cas où l'épine déviée est très flexible, où les déviations, dépendant seulement d'attitudes vicieuses ou de faiblesse musculaire, peuvent être combattues par des attitudes opposées. Pour ces cas, où l'extension parallèle et l'extension sigmoïde sont inutiles, M. J. Guérin a imaginé une méthode aussi simple qu'énergique, à l'aide de laquelle on peut instantanément et par l'obliquation seule du bassin, non seulement redresser la colonne déviée, mais la fléchir immédiatement en sens inverse de ses courbures pathologiques. Cette méthode n'emploie aucune espèce de force morte, ni appareil, ni ceinture, et se borne à opérer le redressement par l'effet seul de l'action musculaire. Elle consiste dans l'emploi d'un siége mobile sur un axe médian horizontal et antéro-postérieur, au moyen duquel on peut élever ou abaisser le bassin d'un côté; il résulte de cette obliquation du plan qui supporte la colonne, que celle-ci est obligée, pour ramener ou pour maintenir son extrémité supérieure dans la verticale, de décrire une courbe au niveau de la région lombaire, courbe dont la convexité répond au côté incliné du bassin et se trouve opposée à la courbure pathologique existante. Cet appareil, dont l'action varie suivant le degré d'inclinaison du bassin, peut suffire à lui seul dans certaines déviations, et il est encore d'un grand secours dans celles qui réclament l'emploi de moyens plus énergiques.

Des expériences multipliées, et des guérisons authentiques mises sous les yeux des commissaires de l'Académie des sciences, ont démontré la supériorité de ces trois ordres de moyens.

En résumé, M. J. Guérin a cherché à répondre par ses appareils à toutes les indications et à tous les besoins du traitement des déviations latérales ; ils offrent des moyens énergiques pour les cas que les moyens faibles ne pourraient combattre, et des moyens simples, presque naturels, pour les cas qui ne réclament que des efforts médiocres, mais convenablement appliqués.

Outre les difformités de la taille qu'on a coutume de traiter par les moyens orthopédiques, il en existe de plusieurs sortes encore qui n'étaient pas traitées parce qu'elles étaient peu connues, ou parce qu'il n'existait pas de moyen spécial propre à les combattre. Parmi celles-ci il faut citer certaines *excurvations vertébrales*, difformités dans lesquelles la région dorsale de l'épine décrit une courbe à convexité postérieure. Cette espèce de difformité, qui commence par le *dos rond*, le *dos voûté*, les *épaules saillantes*, et qui finit, dans un âge avancé, par une flexion extrême de la colonne en avant, et un raccourcissement de la moitié ou des deux tiers du tronc, était abandonnée à elle-même, ou bien traitée par des moyens complète-

ment stériles ; M. J. Guérin a imaginé, pour cette espèce de difformité, un appareil qui repose sur les mêmes principes que les précédens, appareil à *flexion postérieure*, destiné à redresser l'excurvation en cherchant à produire une courbure opposée à l'arc de l'excurvation.

Les *excurvations tuberculeuses*, connues sous le nom de *caries scrofuleuses* des vertèbres, de *mal de Pott*, trouvent dans certains modes de sustentation de l'épine, et dans certains moyens de traitement locaux et généraux appropriés à la nature de la difformité, des conditions favorables à une guérison de la maladie et à une consolidation des parties, et qui préviennent ou arrêtent les progrès de la difformité : cette remarque doit être prise en considération ; car on s'imagine à tort que l'orthopédie ne s'occupe que des cas où les machines sont nécessaires ; cet art doit comprendre le traitement de toutes les difformités, et ce traitement doit varier selon la nature de chacune d'elles.

Enfin les difformités du col, désignées sous le nom de *torticolis* de naissance ou acquis, ont particulièrement fixé l'attention de M. J. Guérin. Il a

4

fait connaître dans ces derniers temps une méthode de traitement qui lui est propre, et au moyen de laquelle des torticolis anciens qu'on avait traités pendant plusieurs années sans succès, ont été *radicalement* guéris dans l'espace de quelques semaines, au moyen d'une opération chirurgicale des plus simples. M. J. Guérin est arrivé à l'égard de cette difformité à des résultats qui pouvaient à peine être soupçonnés : il a guéri un grand nombre de sujets de tous les âges, depuis l'âge de deux ans jusqu'à cinquante ans, et toujours sans le moindre inconvénient pour la santé des malades.

Enfin, la méthode que M. J. Guérin avait imaginée pour le traitement chirurgical du torticolis, il vient de l'appliquer avec le plus grand succès aux déviations latérales de l'épine, contre lesquelles les agens mécaniques étaient restés sans succès : ce nouveau mode de traitement a produit des résultats qu'il eût été impossible d'obtenir par les moyens connus jusqu'alors.

§ III.

Difformités de la Poitrine.

Il n'existait que peu de notions dans la science sur les difformités de la poitrine, et il n'existait aucun moyen spécial de les guérir. M. J. Guérin s'est attaché à combler cette double lacune en faisant connaître d'une part différentes espèces nouvelles de difformités de la poitrine, et de l'autre en indiquant plusieurs ordres de moyens propres à les combattre. Pour ce qui est des recherches scientifiques, ce n'est pas le lieu de les exposer ou de les rappeler ici : elles sont indiquées avec détail dans le rapport de l'Académie. Quant aux appareils propres à combattre les difformités de la poitrine, les uns sont gymnastiques, les autres sont mécaniques, d'autres enfin sont tout à la fois gymnastiques et mécaniques, c'est-à-dire qu'ils mettent simultanément en œuvre les efforts musculaires et l'action directe des machines. Les cas qui sont du ressort de ces moyens sont les *poitrines étroites*, les *poitrines saillantes*, les *poitrines déprimées* d'un ou des deux côtés, celles enfin qui pèchent à la fois par défaut d'amplitude générale et par défaut d'action musculaire. Le traitement de toutes ces espèces de conformations vicieuses avait jusqu'ici été totalement négligé.

§ IV.

Difformités de la Hanche.

L'étude comparative des *luxations congéniales* des fémurs, des *luxations anciennes*, des *luxations spontanées*, des *diastases* ou *relâchemens* des articulations du bassin, des autres *vices de conformation* de l'articulation de la cuisse avec la hanche, ont conduit M. J. Guérin à établir pour ces différentes espèces de *claudications* autant de modes de traitement qu'elles offrent de conditions différentes. Ce n'est point en prétendant réduire les luxations spontanées scrofuleuses, en essayant de rétablir les mouvemens des articulations soudées ou ankylosées, que M. J. Guérin croit pouvoir rendre son établissement et ses soins utiles à l'humanité; mais bien en offrant les moyens de prévenir les degrés incurables de ces maladies, et en marquant la limite au-delà de laquelle il est dangereux ou au moins inutile de chercher à faire disparaître les difformités qu'elles laissent à leur suite. M. J. Guérin demande d'ailleurs aussi bien à l'expérience de ceux qui s'étaient occupés avant lui de cet ordre de difformités, qu'à son expérience personnelle, des lumières et des modes de traitement efficaces. La meilleure science n'est jamais celle d'un seul, mais celle de tous, convenablement appréciée.

§ V.

Difformités des Genoux, des Pieds et des Mains.

Depuis Vénel, le traitement de ces difformités n'avait fait que peu de progrès. Dans ces derniers temps on a remis en lumière l'opération de la section du tendon d'Achille; M. J. Guérin a non seulement adopté cette opération, mais il l'a mieux motivée en faisant connaître la véritable cause du pied-bot, et il l'a complétée en démontrant que la section des tendons des autres muscles du pied n'est pas moins indispensable dans certaines variétés du pied-bot, dont le premier il a donné la clé, comme le premier il en a indiqué le traitement.

M. J. Guérin a encore imaginé d'autres moyens de

traitement du pied-bot, qui ont leurs applications déterminées :

1° *Le plâtre coulé* contre quelques espèces de pieds-bots chez les jeunes sujets. Ce moyen, dans certaines conditions, est de beaucoup préférable aux appareils mécaniques, en ce qu'il répartit la compression sur tous les points des parties à redresser, et ne se relâche jamais. La commission de l'Académie a constaté plusieurs gérison rapides, obtenues chez des enfans traités par ce moyen.

2° Aux *Appareils mécaniques* déjà connus et approuvés par l'expérience, M. J. Guérin a ajouté pour le traitement des pieds-bots compliqués de torsion et de renversement (*varus équins*) un brodequin à *triple flexion*, au moyen duquel on peut remplir, sans inconvénient, les trois indications principales fournies par l'état anatomique de cette espèce de pieds-bots. L'appareil dont il s'agit est construit d'après le principe des appareils à extension sigmoïde et à flexion pour les déviations de l'épine. Il tend à corriger les mouvemens vicieux que le pied décrit par des mouvemens diamétralement opposés.

Les guérisons de pied-bot sont aujourd'hui trop vulgaires et trop bien établies pour qu'il soit nécessaire d'en citer des exemples. Cependant les personnes qui désireraient en connaître de très authentiques en trouveront plusieurs cas remarquables cités dans le rapport de l'Académie des sciences.

M. J. Guérin a imaginé d'ailleurs beaucoup d'autres moyens de traitement qu'il serait trop long de détailler ici, pour les difformités des *genoux*, des *jambes*, des *bras*, des *mains*, des *doigts* et des *orteils*.

§ VI.

Moyens de Traitement généraux.

Le traitement mécanique des difformités ne suffit pas. La difformité n'étant très souvent que la manifestation *locale* et *partielle* d'une affection générale répandue dans toute l'économie, ou agissant sur toute l'économie, il est indispensable, pour assurer la guérison et se prémunir contre des rechutes, de faire disparaître la cause générale de la difformité. C'est ainsi que le *rachitisme*, les *scrofules*, la *faiblesse de la constitution*, la *faiblesse musculaire* ou le *défaut d'équilibre* entre les deux moitiés du corps, demandent à être combattus par des moyens généraux, en même temps que les déformations que ces causes produisent réclament l'application des moyens locaux. Cette indication générale est remplie en premier lieu par la *gymnastique*, par les *douches* et les *bains* de toute nature, par les *frictions* et le *massage*, par les *eaux minérales* appropriées, enfin, par le *régime* et les *conditions hygiéniques*. Nous nous bornerons à dire quelques mots de chacun de ces moyens.

1° La *Gymnastique* est, de l'avis de tous les médecins éclairés qui se sont occupés du traitement des difformités, un élément indispensable de ce traitement. Sans gymnastique, point de guérison complète et durable. Redressez l'épine déviée par suite de faiblesse musculaire ou constitutionnelle, et bornez-vous au redressement mécanique : ce redressement ne durera point. A la première cause occasionnelle, fatigue, maladie, attitudes vicieuses, grossesse, accouchement, la difformité reparaîtra.

La gymnastique, comme élément de traitement général, est donc indispensable. Elle est encore un très bon auxiliaire du traitement local ou spécial. Sous ce point de vue, il est important de remarquer que la gymnastique peut être très nuisible ou très efficace : très nuisible quand elle est pratiquée sans règle et sans discernement ; très efficace quand les exercices sont appropriés à l'espèce de difformité à combattre. S'il est vrai, en effet, que des attitudes vicieuses longtemps continuées sont susceptibles de provoquer des déviations permanentes, il ne doit pas être moins vrai que des attitudes vicieuses, produites par des exercices gymnastiques contre-indiqués, augmentent ces difformités, ou bien en produisent de nouvelles : c'est ce que M. J. Guérin a eu occasion de vérifier plusieurs fois.

2° Les *douches* et les *bains* sont utiles, soit comme moyens de préparer le redressement de la difformité, soit comme moyens de consolider les guérisons, soit enfin comme agens médicinaux propres à introduire certains principes dans l'économie. Sous ce triple rapport, les douches *de vapeur* facilitent le redressement des déviations anciennes et avancées ; les douches *d'eau froide* ou *d'eau minérale* tonifient la région vertébrale, et consolident le redressement obtenu. Les bains *sulfureux* et autres font passer dans l'économie des principes propres à combattre certaines causes de difformités. On rouve dans l'établissement de la Muette les moyens de satisfaire à ces diverses indications.

3° Le *régime* et les *conditions hygiéniques* ne sont pas moins importans à considérer. Une nourriture saine, variée, composée d'alimens succulens et de premier choix; un air pur, un terrain sec, élevé, beaucoup d'espace, un séjour agréable, complètent l'ensemble des avantages que réunit l'établissement de la Muette.

§ VII.

Durée du traitement.—Probabilité des guérisons.—Limites de l'art.

Avant d'accepter les charges d'un traitement, les familles aiment à se rendre compte de la durée probable de ce traitement, des chances de guérison qu'il présente, et des limites devant lesquelles l'art est obligé de s'arrêter; la réponse à ces questions se trouve explicitement dans l'extrait du rapport de l'Académie, annexé à ce prospectus. En voici le résumé :

1° La *durée* du traitement varie suivant l'espèce de difformité, son ancienneté, son degré, et l'espèce de traitement auquel on a recours. Les déviations de l'épine récentes et peu développées exigent, terme moyen, une année à quinze mois de traitement; très rarement moins, quelquefois plus. Il fut un temps où des personnes qui ne craignaient pas de se compromettre et d'abuser le public, annonçaient pouvoir obtenir des guérisons en quelques mois, en quelques semaines, en quelques jours peut-être : nous affirmons que des guérisons *complètes* et *permanentes* de véritables déviations, avec courbures *multiples* et *alternes*, et *torsion* de la colonne, c'est-à-dire avec les caractères extérieurs de la déviation *réelle*, et non ceux de la déviation *factice*, sont physiquement impossibles en quelques mois; ajoutons que, si le redressement de ces difformités était praticable en aussi peu de temps, il y aurait du danger à le tenter, et la guérison ne serait pas durable. Mais cet inconvénient n'est pas même à craindre.

La durée du traitement des autres difformités est également très variable. Le traitement des luxations congéniales, quand il offre des chances de succès, demande environ une année : le traitement du pied-bot par les moyens mécaniques exige à peu près autant de temps. Cependant M. J. Guérin a obtenu des guérisons par ces moyens en deux mois environ; le traitement du pied-bot par la section des tendons peut ne durer que quarante à cinquante jours.

2° *Probabilité de la guérison.* Il est positif et démontré d'une manière authentique que certaines déviations de l'épine, certaines difformités de la poitrine, certaines difformités de la hanche, certaines claudications, certaines difformités des genoux, certains pieds-bots, sont susceptibles de guérir radicalement sans laisser aucune trace de l'état anormal. Voilà un premier fait. Mais toutes ces difformités sont loin de guérir indistinctement, complétement, et avec la même facilité. Les chances de la guérison sont très variables; entre la guérison complète certaine, et la guérison impossible, il y a une foule de degrés intermédiaires, d'améliorations considérables, et d'améliorations moins sensibles. L'expérience et l'analyse approfondie des élémens différentiels des difformités ont conduit M. J. Guérin à la connaissance de ces variations; mais elles ne peuvent être précisées qu'en présence des sujets. La seule réponse générale qu'il soit permis de faire, c'est que la probabilité de la guérison est d'autant plus grande que la difformité est plus récente, qu'elle est moins prononcée, et que le sujet est plus jeune. C'est une faute grave, une faute impardonnable, que de différer le traitement d'une difformité, parce qu'elle n'est pas très prononcée, parce qu'elle est récente, ou parce que le sujet est jeune. Plus des trois quarts des difformités incurables sont arrivées à ce point, parce que l'on a attendu trop longtemps pour les traiter.

3° *Limites de l'art.* Où s'arrête la possibilité de la guérison? Est-ce à l'âge avancé du sujet, au degré considérable de la difformité, à son ancienneté? On ne peut pas plus répondre d'une manière absolue à cette question qu'aux précédentes. Voici des faits : il est possible de guérir certains pieds-bots après l'âge de quarante ans; il est possible de réduire certaines luxations congéniales à l'âge de douze ans; il est possible de guérir des pieds-bots extrêmement difformes, des pieds-bots dans lesquels la pointe du pied est portée directement en arrière, derrière le talon, le sujet marchant sur le coude-pied; il est possible de guérir des rétractions du cou qui datent de trente ans, et dans lesquelles la tête est inclinée sur l'épaule, et comme collée sur cette dernière; enfin, il est possible de guérir certaines déviations de l'épine, chez des sujets âgés de plus de vingt ans ; mais toutes ces possibilités, qui reposent sur des faits accomplis, et qui ont pour elles l'expérience la plus positive, réclament des conditions spéciales que l'observation directe des cas particuliers permet seule d'apprécier.

§ VIII.

Résultats authentiques.

Après avoir cherché à répandre des notions positives sur l'histoire anatomique, physiologique et pathologique des difformités ; après s'être efforcé de soumettre leur traitement à des règles déterminées ; après avoir imaginé un grand nombre de moyens de traitement nouveaux, M. J. Guérin a voulu donner, par des faits authentiques, la mesure de ce qu'on peut attendre de l'orthopédie basée sur des notions scientifiques précises, et appliquée avec discernement. Pour cela il a pris, au bureau central des hôpitaux et à l'hospice des orphelins de Paris, des difformités d'espèce, de siége, de degré, de direction différens, et cette épreuve, faite sous les yeux de l'Académie royale des sciences, a produit les résultats les plus décisifs, ainsi qu'on pourra le voir par l'extrait du rapport annexé à ce prospectus. Ces résultats, dit le rapport, n'ont été présentés que comme simple spécimen des succès obtenus précédemment par M. J. Guérin, et un grand nombre de ceux-ci avaient déjà eu pour témoins la plupart des médecins les plus distingués de la capitale et de la France.

§ IX.

Conclusions.

1° Des résultats scientifiques nouveaux, propres à éclairer la nature, le mécanisme, les élémens constitutifs des différens ordres de difformités, et leurs effets sur l'organisme et la santé ;

2° Des lumières nouvelles sur les périodes commençantes, et non aperçues jusqu'alors, des difformités ; sur les cas qui sont curables et sur ceux qui ne le sont pas ; sur ceux qu'il convient de traiter par les moyens mécaniques, et sur ceux qu'il serait dangereux de soumettre à l'usage de ces moyens ; en un mot, des observations précises sur toutes les distinctions à observer ;

3° Un certain nombre de moyens nouveaux, de méthodes et de machines nouvelles, propres à remplir les indications variables du traitement, et supérieurs aux moyens analogues connus jusqu'à ce jour ;

4° Des règles précises pour appliquer avec discernement, c'est-à-dire dans la limite de leur convenance et de leur utilité respective, la série des moyens anciens et nouveaux ;

5° Des guérisons nombreuses, opérées sous les yeux d'une commission composée des hommes les plus compétens de l'époque ;

6° Finalement, la prééminence de ces résultats longuement discutée, et définitivement reconnue par l'Académie royale des sciences ;

Tels sont les titres qui distinguent l'établissement de la Muette. Dans ce siècle où l'industrie emprunte si souvent, pour soutenir ses spéculations, les apparences du progrès et de la vérité, on pardonnera à un établissement dont le but principal est de venir en aide aux infirmités humaines, d'invoquer à son profit un progrès réel, des vérités nouvelles, et des succès authentiques sanctionnés par le premier corps savant de l'Europe.

Ajoutons que sur la proposition du conseil général des hôpitaux, M. J. Guérin vient d'être chargé d'un service spécial pour le traitement des difformités à l'hôpital des enfans de Paris, créé exprès pour lui : service dans lequel les médecins seront admis à constater tous les jours l'exactitude des faits énoncés dans cette notice.

Appendice.

Éducation. — Discipline morale et religieuse. — Dispositions particulières pour la séparation des sexes.

1° *Éducation.* — L'éducation des pensionnaires est continuée avec le plus grand soin pendant toute la durée du traitement. Des professeurs externes et des professeurs résidans sont chargés, avec un nombre suffisant de maîtres et de sous-maîtresses, de l'enseignement de la langue française, des langues étrangères et des langues mortes, ainsi que des connaissances usuelles, telles que la géographie, l'histoire, le calcul, etc.; de manière à donner à chaque élève les notions qui lui conviennent le mieux. Du reste, l'éducation n'apporte aucune interruption dans le traitement : les appareils sont disposés de manière à permettre toute espèce d'occupation.

2° *Discipline morale et religieuse.* — Les principes de morale sont soigneusement inculqués aux pensionnaires; une surveillance continue, une grande sévérité dans les rapports, maintiennent les habitudes d'une éducation de famille. Les devoirs religieux sont exactement remplis. Deux ecclésiastiques, attachés à l'établissement, y disent la messe et y donnent l'instruction religieuse. Toutefois chaque pensionnaire est entretenu dans le culte où il a été élevé.

3° *Dispositions particulières pour la séparation des sexes.* — Les deux divisions de l'établissement consacrées aux deux sexes sont dans des bâtimens complétement distincts, et séparés l'un de l'autre par plusieurs arpens. Des clôtures matérielles en palissades élevées, un vaste terrain neutre, placé entre les deux divisions, rendent toute communication impossible, et forment ainsi deux établissemens tout-à-fait indépendans.

NOTA. — S'adresser, pour les conditions de la pension et autres renseignemens, à M. J. Guérin, directeur de l'Institut Orthopédique de la Muette, à Passy, près Paris.

INSTITUT ROYAL DE FRANCE.

ACADÉMIE ROYALE DES SCIENCES.

Séance publique du 21 Aout 1837.

CONCOURS

POUR LE

GRAND PRIX DE CHIRURGIE.

DIFFORMITÉS DU SYSTÈME OSSEUX.

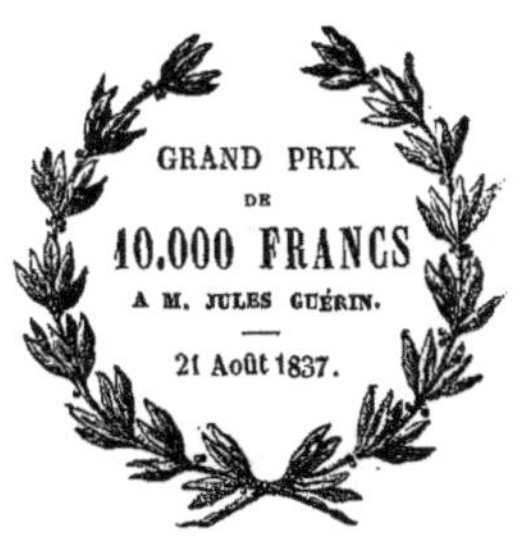

COMMISSION :

MM. DULONG, SAVART, MAGENDIE, SERRES, LARREY, ROUX; DOUBLE, Rapporteur.

EXTRAIT DU RAPPORT.

(Voir les Comptes rendus de l'Académie des Sciences, tom. **V**, année 1837, p. 230.)

. . . .
« Le 26 juillet 1830, l'Académie publia pour sujet de prix le programme suivant :

» *Déterminer, par une série de faits et d'observa-*
» *tions authentiques, quels sont les avantages et les*
» *inconvéniens des moyens mécaniques ou gymnas-*
» *tiques appliqués à la cure des difformités du sys-*
» *tème osseux.* »

Pour ne laisser aucun doute aux concurrens sur la pensée qui avait présidé à ce programme, et sur sa portée scientifique, l'Académie avait joint les développemens qui suivent ;

L'Académie demande aux concurrens :

« 1° La description générale et anatomique des
» principales difformités qui peuvent affecter la
» colonne vertébrale, le thorax, le bassin et les
» membres ;

» 2° Les causes connues ou probables de ces
» difformités, le mécanisme suivant lequel elles se
» produisent, ainsi que l'influence qu'elles exercent
» sur les fonctions, et particulièrement sur la circu-
» lation du sang, la respiration, la digestion et les
» fonctions du système nerveux ;

» 3° De désigner d'une manière précise celles qui
» peuvent être combattues avec espoir de succès
» par l'emploi des moyens mécaniques ; celles qui
» doivent l'être par d'autres moyens ; enfin celles
» qu'il serait inutile ou dangereux de soumettre à
» aucun genre de traitement ;

» 4° De faire connaître avec soin les moyens mé·
» caniques qui ont été employés jusqu'ici pour trai-
» ter les difformités, soit du tronc, soit des mem-
» bres, en insistant davantage sur ceux auxquels
» la préférence doit être accordée. »

La description de ces derniers sera accompagnée de dessins détaillés ou de modèles ; et leur manière d'agir devra être démontrée sur des personnes atteintes de difformités.

Les concurrens devront aussi établir par des faits les améliorations obtenues par les moyens mécaniques, non seulement sur les os déformés, mais sur les autres organes et sur leurs fonctions, et en premier lieu sur le cœur, le poumon, les organes digestifs et le système nerveux.

Ils distingueront, parmi les cas qu'ils citeront, ceux dans lesquels les améliorations ont persisté, ceux où elles n'ont été que temporaires, et ceux dans lesquels on a été obligé de suspendre le traitement ou d'y renoncer, à raison des accidens plus ou moins graves qui sont survenus.

Enfin, la réponse à la question devra mettre l'Académie dans le cas d'apprécier à sa juste valeur l'emploi des moyens mécaniques et gymnastiques proposés pour combattre et guérir les diverses difformités du système osseux.

Le prix consistera en une médaille d'or de la valeur de *dix mille francs*.

Tel était le programme offert à nos hommes de science.

Depuis 1830 jusqu'à ce jour, la question a été trois fois remise au concours toujours dans les mêmes termes et toujours avec de nouveaux avantages.

Pour ce dernier concours l'Académie a reçu douze mémoires, et, sur ce nombre, deux, dans l'opinion des juges, ont mérité de fixer l'attention de l'Académie et du public.

L'un est un travail de longue haleine, présenté par M. Jules Guérin ; l'auteur a choisi deux épigraphes : la première, fournie par l'ouvrage lui-même, est ainsi conçue :

La science des difformités, placée, par la nature de ses faits, entre la physique et la médecine, est destinée à nouer ces deux sciences à l'aide de la méthode expérimentale.

La seconde : *Principiis obsta.*

Ces deux épigraphes répondent aux deux parties principales de l'ouvrage, à la partie scientifique et à la partie pratique. L'analyse succincte et rapide que nous allons essayer d'en donner prouvera que l'auteur a indiqué, dans ce peu de mots, deux des plus grandes pensées qui dominent son travail.

Et d'abord, pour mettre l'Académie à même d'apprécier immédiatement la portée et l'étendue des recherches de M. J. Guérin, le point de vue où il s'est placé, l'esprit qu'il y a apporté, nous croyons devoir faire précéder l'analyse de son ouvrage de quelques lignes empruntées à son introduction.

« Le premier fait qui m'a frappé, dit-il, dès le
» jour où je suis passé des livres à la nature, est
» celui-ci : c'est que les grandes difformités du sys-
» tème osseux, les difformités de la colonne ver-
» tébrale, par exemple, portées à un haut degré,
» changent, bouleversent toute la charpente ani-
» male, réalisent en quelque sorte une économie
» nouvelle, avec des organes et des fonctions telle-
» ment modifiés, tellement altérés, qu'il en résulte
» une vie spéciale pour ceux qui ont subi cette pro-
fonde révolution. En effet, ce ne sont plus ni le
» thorax, ni les poumons, ni le cœur, ni le foie, ni
» le canal vertébral, ni la moelle, ni l'estomac, ni
» les intestins, dans les rapports de direction, de
» dimension, de volume, de consistance, que la
» nature a déterminés pour l'entretien de la vie :
» c'est une autre respiration, c'est une autre circu-
» lation, c'est une révolution générale, telle, que
» si nous n'assistions pas tous les jours à cette
» transformation prodigieuse, et si cette transfor-
» mation ne s'accomplissait pas progressivement
» et en donnant à l'économie le temps de s'adapter
» graduellement aux nouvelles conditions d'exis-
» tence qui lui sont imposées, nous ne concevrions
» jamais la possibilité de la vie avec des altérations
» si profondes de ses conditions fondamentales. Or,
» ces changemens si importans et si sensibles pour
» les grandes fonctions de la vie, retentissent en-
» core sur les organes et sur les fonctions secon-
» daires. La direction nouvelle des vaisseaux, la
» réduction de leur calibre, les obstacles qu'ils ap-
» portent au cours du sang, se traduisent par une
» nutrition différente, alternativement pauvre ou
» exagérée, modifiée dans sa nature comme dans
» la quantité de ses produits. Les systèmes muscu-
» laires et ligamenteux subissent à leur tour l'in-
» fluence des déplacemens de leurs points d'attache ;
» leur direction, leur dimension, leur forme, leur
» tissu, changent par le déplacement et la défor-
» mation des leviers sur lesquels ils agissent ; et
» de ces changemens naissent d'autres consé-
» quences dynamiques qui nécessitent des lois dif-
» férentes, puisqu'elles ont à formuler des condi-
» tions phénoménales nouvelles... Ainsi les muscles
» de la respiration, les pectoraux, les intercostaux,
» les dentelés, le diaphragme, les muscles du dos
» et de la colonne, les muscles même des mem-
» bres, dans un ordre de difformités moins impor-
» tantes, subissent quelquefois des modifications et
» des déplacemens tels, qu'il en résulte jusqu'à des
» fonctions diamétralement opposées à celles qui
» leur avaient été primitivement départies. Cette
» expression n'a rien d'exagéré, du moins dans la
» limite de certains faits. Que résulte-t-il de ce
» grand phénomène, de cette révolution générale
» du corps humain, qui se modifie si profondé-
» ment dans ses agens comme dans ses fonctions,
» sinon que la science destinée à tracer l'histoire
» des faits qui en dépendent, sinon que la philoso-
» phie chargée de déterminer les lois qui président

» à la formation d'aussi importans résultats, doivent
» avant tout les étudier dans leurs divers élémens,
» et remonter de la découverte de chacun d'eux à
» la découverte des causes qui les produisent. Or,
» quelle est l'étendue de cette tâche, et quelle en est
» la limite, sinon l'étendue des faits qu'elle doit at-
» teindre ? Si la plupart des organes, si la plupart
» des systèmes, la plupart des fonctions arrivent à
» être profondément altérés dans leurs conditions
» matérielles, dans leurs rapports et leur méca-
» nisme ; si la série des phases par lesquelles cette
» métamorphose passe pour arriver à être com-
» plète, constitue elle-même une succession de faits,
» d'aspects, de rapports et de résultats différens ;
» si la vie enfin reçoit le dernier mot de cet enchaî-
» nement d'altérations, au point d'en revêtir une
» autre physionomie générale, et même d'être ar-
» rêtée prématurément dans son cours ; n'y a-t-il pas
» presque toute une science dans cette application
» nouvelle de la science de la vie normale ? N'est-ce
» pas une anatomie, une physiologie, une pathologie
» spéciale ? N'est-ce pas un ensemble de faits et
» de lois, autres que les faits et les lois que l'obser-
» vation et l'expérience avaient enregistrés jus-
» qu'alors ? Et qu'on ne regarde pas un tel point
» de vue comme le résultat d'une exagération en-
» thousiaste ; qu'on n'y cherche pas surtout la
» justification des développemens auxquels j'ai été
» entraîné : non, je ne crains pas de le dire, l'his-
» toire des difformités du système osseux chez
» l'homme sera une histoire immense, et la science
» qui arrivera à enregistrer tous les faits qui s'y
» rapportent sera une application générale des
» sciences anatomiques, physiologiques et patho-
» logiques, telle, qu'il n'est pas possible d'en con-
» cevoir une plus vaste et plus féconde en résultats
» nouveaux. »

Après ces lignes de l'auteur, qui sont comme le
frontispice de son travail, entrons directement dans
l'analyse du travail lui-même.

L'ouvrage de M. Guérin se compose de trois parties distinctes :

1° D'une série de *faits* et *d'observations* authentiques sur toutes les difformités du système osseux,
recueillis dans les amphithéâtres, les musées et les
hôpitaux de Paris, portant l'indication et le nu-
méro des pièces, et classés méthodiquement, de
manière à offrir une histoire *réelle* et *expérimentale*
de ces difformités, avec un atlas de quatre cents
planches environ, la plupart dessinées d'après nature par M. Werner, peintre du Muséum d'histoire
naturelle ;

2° D'une série de *cent tableaux*, dans lesquels
sont résumés et rapprochés tous les élémens des
faits généraux découverts par l'auteur, ainsi que
leurs conditions de *manifestation*, *d'association* et
de *variation*, avec l'indication des numéros d'ordre
des observations individuelles qui ont fourni les
élémens du tableau : le tout disposé de manière à
offrir tout à la fois l'exposition et la preuve des faits

et des rapports nouveaux signalés par l'auteur;

3° D'un résumé général, présentant les conséquences des faits analytiquement exposés dans la première partie de l'ouvrage, et formulant explicitement les corollaires généraux contenus implicitement dans les tableaux.

Ainsi, les trois parties de l'ouvrage de M. Guérin sont liées et subordonnées l'une à l'autre, de telle manière, que la première (les observations particulières) fournit les élémens de la seconde (les tableaux); la seconde, les élémens de la troisième (le résumé); et que chacune de ces déterminations nouvelles s'appuyant sur un des tableaux, celui-ci renvoie, par une indication numérique, à toutes les preuves de fait qu'il résume, et qui sont éparses dans les observations particulières.

M. J. Guérin a d'ailleurs mis sous les yeux de la commission un grand nombre de pièces et de préparations anatomiques propres à éclairer et à confirmer les faits principaux de ses recherches.

Nous allons indiquer rapidement ceux de ces faits qui ont plus spécialement fixé l'attention de la commission.

Pour plus de clarté et de méthode, nous rapporterons ces faits aux divisions principales du programme, c'est-à-dire à l'anatomie, à la physiologie, à la pathologie et à la thérapeutique des difformités.

§ I.

ANATOMIE DES DIFFORMITÉS.

1° M. Guérin a montré que dans toutes les difformités du système osseux, difformités de la *colonne,* du *thorax,* du *bassin,* dans les *luxations anciennes* et les *pieds-bots,* la portion du squelette qui est le siége de la difformité tend à *s'atrophier,* à diminuer de longueur et de volume; et que ce résultat varie suivant la nature, le degré et l'ancienneté de la difformité.

2° Relativement au *système musculaire,* il a montré que dans toutes les difformités qui changent les points d'insertion des muscles, ceux-ci éprouvent des déplacemens, des changemens de direction, de forme, de dimension, de consistance et de texture, qui sont soumis à des règles fixes, propres au système musculaire; règles en vertu desquelles on peut toujours déterminer, la difformité du squelette étant donnée, quels seront les changemens de toute nature éprouvés par les muscles. Les principales de ces lois sont les suivantes :

« 1re *loi.* Dans toutes les difformités anciennes,
» les muscles, au lieu de continuer leurs rapports
» primitifs avec la portion du squelette déviée,
» tendent à se raccourcir et à se diriger en ligne
» droite, entre leurs deux points d'insertion. »

« 2e *loi.* La transformation des muscles est graisseuse ou fibreuse : graisseuse, dans les conditions
» où les muscles sont comprimés et frappés d'iner-
» tie; fibreuse, lorsqu'ils sont soumis à des trac-
» tions exagérées. »

3° Le *système fibreux,* placé, par la nature de son organisation, entre les systèmes musculaire et osseux, obéit dans ses déplacemens, ses changemens de dimension, de direction et de contexture, à des lois qui dérivent des propriétés spéciales de ces deux systèmes. Ainsi il est soumis aux lois de rétractilité du système musculaire (lois de direction et de dimension), et il a une tendance à s'ossifier dans les conditions où le système musculaire passe à l'état graisseux (l'inertie).

4° Le *système artériel* offre une série de faits intéressans sous le rapport de la direction et des changemens de calibre des artères. M. J. Guérin a constaté que, dans toutes les difformités du système osseux, les artères, au lieu de s'adapter comme les muscles au degré de raccourcissement de l'espace qu'elles mesurent, et par conséquent, au lieu de se porter en ligne droite comme les muscles, suivant la direction des cordes des courbures, s'adaptent à ces courbures, les suivent, ou bien, dans les cas où elles sont libres, deviennent flexueuses, et d'autant plus flexueuses, que le trajet qu'elles avaient à parcourir est plus réduit. Ce fait a lieu d'une manière sensible dans les déviations de l'épine et les courbures des membres principalement. Dans les premières, l'aorte s'adapte au trajet de la colonne, ainsi que l'avaient déjà noté Wetzel, Morgagni et Vrolick; et les carotides et les iliaques deviennent d'autant plus flexueuses, que la réduction du tronc est plus considérable. Ajoutons d'ailleurs qu'au niveau de la convexité des inflexions artérielles, presque toujours les parois du vaisseau sont dilatées.

Un fait plus important, relatif au changement du calibre des artères, est celui-ci : dans les difformités anciennes, dans les luxations anciennes du fémur, par exemple, les artères qui se distribuent aux parties qui sont le siége de la difformité perdent quelquefois jusqu'aux deux tiers de leur calibre. Par cet ordre de faits, M. Guérin a rendu compte de la réduction en tous sens, de l'atrophie, de l'abaissement de température des membres atteints d'anciennes difformités; et il a ainsi donné une confirmation pathologique de la loi physiologique dès longtemps établie par M. Serres, savoir : la prépondérance génératrice du système artériel dans le développement de l'organisme. C'est ainsi que l'ordre pathologique répète en sens inverse les lois de l'ordre physiologique.

5° Le *système veineux* obéit, dans les changemens de direction des veines, aux règles du système artériel. Mais M. J. Guérin a signalé un fait général fort important, relatif à ce système, savoir : sa prépondérance très marquée, prépondérance générale chez tous les sujets atteints de fortes et anciennes déviations de l'épine, et locale dans toutes les parties frappées de difformités, comme les membres luxés ou atteints de pieds-bots. Toujours dans ces deux ordres de faits, le système veineux accuse un développement exagéré, soit par la prédominance directe et générale du calibre et du nombre des vaisseaux veineux, soit par la coloration violacée des parties qui sont le siége de ce développement. C'est à l'aide de cet ordre de faits et de ceux relatifs à la réduction du calibre des artères, et à l'impuissance de l'hématose chez les sujets frappés de fortes déviations de l'épine, que M. J. Guérin a rendu compte de la dégénérescence graisseuse qu'on remarque dans tous les tissus de ces derniers individus, et de la transformation graisseuse partielle des parties atteintes de difformités partielles.

6º M. Guérin a fait connaître des particularités non moins curieuses en ce qui concerne le *système nerveux,* la direction et le déplacement de la moelle épinière et des nerfs. Il a montré que tout ce système de cordons, dans les grandes courbures qui diminuent la longueur de leur trajet, tendent, mais à un moindre degré que les muscles, à se diriger en ligne droite ; par exemple, dans les déviations anciennes de la colonne, la moelle décrit des courbures d'un plus grand rayon que le canal osseux, s'applique fortement contre les concavités des courbures (convexités intérieures du canal rachidien), et se creuse en ces points un canal supplémentaire. Les nerfs sciatiques et cruraux affectent une tendance analogue dans les fortes courbures des membres. M. Guérin a montré que ce résultat, analogue à celui qui est produit par le système fibreux, est dû précisément à la nature fibreuse des enveloppes des cordons nerveux (le névrilemme).

Les faits qui précèdent se répètent dans l'histoire de toutes les difformités, et en constituent, en quelque façon, l'*anatomie générale.*

Parmi les faits anatomiques appartenant à l'histoire des difformités particulières, la commission a plus spécialement remarqué :

1º La détermination de *dispositions articulaires spéciales* entre les onzième et douzième vertèbres dorsales, entre la dernière vertèbre lombaire et le sacrum, articulations présidant au centre des mouvemens de *flexion latérale* de la colonne et d'*inclinaison* de la colonne sur le bassin. Ces deux faits d'anatomie et de physiologie sont d'autant plus importans, qu'ils deviennent la source de deux caractères primitifs des déviations latérales, suivant la nature des causes qui les mettent en jeu.

2º Le fait de la *torsion de la colonne sur un axe passant par l'extrémité des apophyses épineuses,* et considéré comme fait *primitif* et *dominateur* des caractères anatomiques des déviations, à toutes les périodes et à tous les degrés de ces déviations.

3º L'existence d'*une première période des déviations latérales,* dans laquelle la série des apophyses épineuses paraît suivre une ligne droite, alors que les corps vertébraux ont déjà éprouvé un déplacement latéral sensible, avec l'indication des caractères anatomiques propres à suppléer l'absence de déviation apparente dans la série des apophyses épineuses.

4º La détermination des *rapports numériques* qu'il y a entre la déviation réelle ou intérieure (celle des corps vertébraux), et la déviation extérieure et visible (celle des apophyses épineuses) dans toutes les périodes et à tous les degrés de déviation, de manière à résoudre ce problème : « étant donnée la déviation des apophyses épineuses, déterminer le degré de la déviation des corps des vertèbres. »

5º Toujours dans la ligne des faits anatomiques spéciaux, la commission a encore remarqué le phénomène de l'*élévation du bassin,* accompagnant la luxation fémoro-iliaque, et ajoutant au raccourcissement apparent du membre luxé ; élévation due au déplacement de l'insertion fémorale du psoas, et proportionnée au degré d'ascension de la tête du fémur sur la surface externe de l'os coxal.

6º Le mode de *déformation des cavités articulaires normales* dans les luxations anciennes ou congéniales, et les *conditions* de la *formation* des cavités articulaires nouvelles. Ce dernier fait a surtout excité l'attention de la commission. M. J. Guérin a mis sous ses yeux une série de pièces dans lesquelles on a pu suivre le développement croissant des cavités articulaires nouvelles, lié et subordonné au degré de perforation de la capsule orbiculaire, de manière à mettre dans une évidence complète la loi formulée par l'auteur, savoir : que *toute cavité articulaire nouvelle, dans les luxations anciennes, dépend de la mise en contact des surfaces osseuses de la tête fémorale et de la table externe de l'os iliaque à travers la capsule orbiculaire usée ou perforée.*

Ce fait est un des principaux qui décident de la réductibilité ou de la non réductibilité des luxations anciennes et congéniales.

Telle est l'indication sommaire des principaux faits anatomiques nouveaux renfermés dans l'ouvrage de M. Guérin : passons à la seconde partie du programme.

§ II.

PHYSIOLOGIE DES DIFFORMITÉS.

La physiologie des individus atteints de difformités est la partie la plus neuve, la plus originale, sinon la plus importante de l'ouvrage de M. J. Guérin. C'est une série non interrompue de faits et de rapports importans, dont la détermination générale est tout entière exprimée par ces quelques lignes de l'auteur.

« L'histoire des fonctions chez les sujets atteints » de difformités du système osseux constitue une » physiologie humaine comparée, d'autant plus pré» cieuse qu'elle se compose elle-même d'une col» lection d'états anormaux différens, dans lesquels » la fonctionnalité est soumise à des conditions in» cessamment variées, et fournit à l'observateur » autant de résultats qu'il y a de combinaisons de » ces conditions. »

Cette formule générale exprime bien les faits nombreux que l'auteur a rencontrés dans l'histoire anatomique et physiologique de la *respiration*, de la *circulation*, de la *digestion*, de la *nutrition*, de la *locomotion*, de l'*inervation*, et de la *génération*, chez les sujets atteints des principales difformités du système osseux. Voici brièvement quelques-uns de ces faits :

En ce qui concerne la *respiration* et la *circulation*, M. J. Guérin a d'abord déterminé six espèces principales de déformations du thorax, d'après le siége, le côté et le degré de la déviation; déformations d'où dépendent en partie les altérations dynamiques de la respiration et de la circulation, les déplacemens et les altérations de texture des poumons, du cœur, du foie et des gros vaisseaux.

Ainsi, sous le rapport des *modifications dynamiques* de la respiration, il a montré que, suivant l'une ou l'autre de ces combinaisons, tantôt la dilatation du thorax est nulle des deux côtés, tantôt incomplète à droite ou à gauche; que la respiration est exclusivement diaphragmatique ou abdominale dans un grand nombre de cas; qu'il y a un mouvement partiel des côtes supérieures du côté convexe, rentrée partielle de la base du thorax du côté concave, et mouvement d'ascension de la totalité du thorax; il a fait voir que dans la déviation à deux courbures égales du troisième degré, limitant les parties supérieure et inférieure du thorax, la respiration devient impossible et l'asphyxie imminente.

A l'égard des *déplacemens* et des *altérations* du poumon, il a établi que, malgré l'élasticité et la compressibilité du tissu de ces organes, ils sont tour à tour engoués, splénisés, carnifiés, et même transformés partiellement en tissu fibro-celluleux, suivant le siége, l'étendue et le degré de la déviation; que sous l'influence de ces déplacemens et de ces altérations, la résonnance thoracique est très modifiée, produisant un son mat du côté de la convexité des courbures, sonore du côté concave; que le bruit respiratoire est lui-même modifié dans les mêmes proportions; nul ou presque nul au sommet des gibbosités; soufflant, bronchique au-dessus et au-dessous; fort, développé au niveau des concavités des courbures : enfin il a très bien établi que le résultat collectif de toutes ces anomalies ne pouvait être que le trouble complet de la fonction et l'altération chimique et organique de ses produits, et finalement une nutrition pervertie. Il a montré, en effet, que cette nutrition, exécutée avec un sang toujours veineux, toujours imprégné de matières grasses, hydrogénées, répand les mêmes principes dans tout l'organisme; de là la transformation graisseuse des tissus, l'imbibition huileuse du tissu osseux, et le développement exagéré du système veineux, qui se multiplie partout pour suffire à l'accroissement de ses produits. Enfin, M. J. Guérin a démontré que l'hématose incomplète, que la prédominance du système veineux chez les sujets très difformes, la transformation et la saturation

graisseuse de leur organisme, répètent, à un plus haut degré, les conditions physiologiques et les résultats de la respiration et de la circulation chez les vieillards, chez lesquels la prédominance veineuse et la transformation graisseuse des tissus sont un caractère presque général et un produit de l'action décroissante et incomplète de la respiration.

Les observations de l'auteur concernant les *déplacemens* des *organes circulatoires* et les modifications fonctionnelles ne sont pas moins fécondes en résultats. Il a fait voir que le cœur est tantôt refoulé en haut, en bas, tantôt repoussé à droite, à gauche, en avant ou en arrière, suivant les six combinaisons de déformations du thorax qu'il a déterminées.

Il a signalé en outre un autre ordre d'influences, celles *du déplacement du foie* sur la position du cœur, par l'intermédiaire de la veine cave, de manière que, dans la déviation dorsale moyenne à droite, au troisième degré, lorsque le foie est précipité dans le bassin, le cœur, entraîné par la veine cave, vient appliquer l'oreillette droite sur le trou ovale. Dans ces différentes conditions, les mouvemens et les bruits du cœur éprouvent des modifications spéciales, que M. J. Guérin s'est attaché à déterminer. Enfin, il a montré que dans les déviations dorsales moyennes à droite, du troisième degré, les gros vaisseaux sont tordus, comprimés, et comme enroulés à leur origine; et que dans la déviation dorsale moyenne à gauche du troisième degré les mouvemens du cœur deviennent complétement impossibles.

La commission regrette de ne pouvoir reproduire avec détails la série des faits signalés par l'auteur dans l'histoire des autres fonctions. Les exemples qui précèdent, et la connaissance de la méthode appliquée par M. Guérin, c'est-à-dire la triple recherche, sur le squelette, sur le cadavre et sur le vivant, des changemens de forme du contenant, des changemens de situation, de rapport et de texture du contenu, des changemens dans l'exécution de la fonction, suffisent pour laisser prévoir le nombre, l'étendue et la profondeur des observations auxquelles il s'est livré, et la fécondité des résultats que ces observations ont produits. La commission laisse donc cette partie de son analyse incomplète, pour passer immédiatement à l'énoncé de faits d'un ordre plus important et plus élevé, la pathologie.

§ III.

PATHOLOGIE DES DIFFORMITÉS.

Cette troisième section du programme comprend la partie philosophique et à la fois scientifique et pratique de l'histoire des difformités. La détermination des causes conduit à la distinction logique des faits, celle-ci à leur classification, et leur classification méthodique à une connaissance plus intime de leurs rapports et des lois qui les régissent. M. Guérin s'est montré à la hauteur de cette partie du programme, tant par les vues importantes qu'il y a répandues, que par les faits spéciaux qu'il y a consignés. Et d'abord, voici textuellement l'expression d'une *loi générale* dont l'Académie appréciera l'originalité et la portée.

« Les causes essentielles des difformités, dit M. J. » Guérin, possèdent une telle spécificité d'action, » à l'égard des déformations auxquelles elles » donnent naissance, que chacune de ces causes » se traduit à l'extérieur par des caractères qui lui » sont propres, et à l'aide desquels on peut, en » général, par la difformité, diagnostiquer la cause, » et par la cause déterminer la difformité ; d'où il » suit que la causalité essentielle est la seule vraie » base de distinction pour la classification et le trai- » tement des difformités. »

Cette loi, l'auteur l'a appliquée à l'histoire de toutes les difformités, et la commission en a vérifié la justesse dans une application expérimentale aux deux plus grandes classes des difformités du tronc, aux déviations de la colonne vertébrale, et aux difformités du thorax.

Mais ce n'était point assez d'assigner les principes généraux de la distinction nosologique et pratique des difformités, il fallait encore rechercher la source des causes spéciales qui président à leur formation.

1° A l'égard des difformités de la colonne, M. J. Guérin a montré que toutes les causes morbides, quelles qu'elles soient, n'agissent qu'en altérant une ou plusieurs des conditions statiques qui maintiennent le rachis dans la direction normale, et il a établi que ces diverses causes se résolvent toutes dans l'altération simple ou composée des conditions *musculaires, ligamenteuses* ou *osseuses.*

2° Dans les déviations *musculaires,* que l'auteur a distinguées en *passives* et en *actives,* suivant qu'elles dépendent d'un défaut de résistance musculaire, ou d'un trouble actif de leur action, il a déterminé anatomiquement, physiologiquement et mécaniquement une espèce de déviation produite dans l'âge de la puberté chez les femmes par l'*élongation disproportionnée* ou trop rapide de la colonne : fait nouveau qui rend raison de la déviation si fréquente de treize à quinze ans chez les jeunes filles. La détermination de cette espèce de déviation repose à la fois sur une *loi physiologique,* prouvée expérimentalement par l'auteur, savoir : que *la croissance de la puberté chez les femmes s'opère principalement par l'élongation de la colonne vertébrale;* et sur cette circonstance matérielle, que les colonnes atteintes de l'espèce de déviation dont il s'agit sont dans des rapports de longueur avec la hauteur de la taille et l'âge du sujet, sensiblement supérieurs.

3° Dans les déviations osseuses, l'auteur a démontré l'existence d'une espèce de déviation produite par *l'inégalité primitive des deux moitiés de la colonne vertébrale.*

Ce fait, déjà entrevu et soupçonné par M. Serres,

aux recherches anatomiques duquel il se rattache, a été mis en évidence par M. J. Guérin, qui en a déterminé le mécanisme et les caractères. Cette espèce de déviation comprend presque toutes celles qui sont héréditaires, qu'on avait injustement attribuées au rachitisme, et qui se développent ordinairement vers l'âge de sept à dix ans, avec l'apparence de la plus parfaite santé.

4° M. J. Guérin a encore fait connaître un nouvel ordre de difformités de l'épine, qu'il a appelées *difformités composées,* résultant de l'association de la déviation latérale avec l'excurvation, dont les caractères offrent la combinaison de ces deux ordres de difformités simples.

5° A l'égard des *difformités du thorax,* l'auteur a indiqué deux ordres de causes nouvelles, et par conséquent deux ordres nouveaux de difformités, celles produites par les *troubles ou arrêts de développement* de la *première* et de la *seconde période* de *l'ostéogénie du sternum :* les premières, caractérisées par une réunion incomplète et un défaut de symétrie des deux moitiés latérales du sternum ; les secondes, par un retard de l'ossification, par une brièveté, par une dépression ou saillie centrale du sternum. Ces deux ordres de faits sont basés sur une distinction lumineuse, établie par l'auteur entre les deux périodes de l'ostéogénie, et sur la démonstration, donnée par M. Serres, du développement bifide du sternum.

6° Parmi les difformités des membres, nous signalerons une *espèce nouvelle de luxation spontanée coxo-fémorale,* produite par le *rétrécissement rachitique* de *la cavité cotyloïde* et le *gonflement simultané* de *la tête du fémur :* cette luxation, dont l'auteur a établi l'existence par plusieurs pièces anatomiques, est rarement complète, et elle offre des symptômes sur le vivant analogues aux symptômes de la luxation congéniale des fémurs.

7° M. J. Guérin a encore établi l'existence d'un ordre nouveau de *pieds-bots congénitaux,* produits par la *rétraction musculaire convulsive,* pendant la vie fœtale. Cet ordre de causes, dont l'origine sera démontrée plus bas, offre des caractères qui ne permettent pas de les confondre avec les causes qui produisent d'autres espèces de pieds-bots congénitaux.

8° Enfin la commission s'est spécialement arrêtée sur deux ordres de recherches d'une très grande importance, et dont l'indication va clore dignement l'analyse de cette partie du travail de M. J. Guérin. Nous voulons parler de *l'histoire des difformités générales chez les monstres et le fœtus,* et *l'histoire générale du rachitisme.*

1° DIFFORMITÉS GÉNÉRALES CHEZ LES MONSTRES ET LE FŒTUS.

Dans un premier ordre de faits, M. J. Guérin a rassemblé et décrit une série de monstres anencéphales, sur lesquels se trouvaient simultanément réunies toutes les difformités du système osseux qui se passent dans les articulations, telles que *déviations de l'épine, difformités du thorax, luxations des fémurs, des genoux, luxations ou subluxations des coudes, des poignets et des pieds* (pieds-bots, mainsbots); en un mot, déplacemens plus ou moins complets de toutes les surfaces articulaires. A côté de ce premier fait général, il s'en trouvait un autre non moins général et non moins bien exprimé : c'est que toutes les difformités portées au plus haut degré des deux côtés étaient accompagnées d'une rétraction générale convulsive du système musculaire, et avaient lieu rigoureusement dans le sens de cette rétraction. De leur côté, les nerfs étaient tendus, raccourcis et considérablement hypertrophiés. Enfin, en explorant les débris de l'encéphale, l'auteur a trouvé les méninges déchirées, frangées, à moitié disparues, et la cavité du crâne réduite à un très petit espace irrégulier, formé par l'affaissement de ses parois, qui étaient disjointes et en partie détruites.

Dans un second ordre de faits, l'auteur a réuni un certain nombre de monstruosités, dans lesquelles le *cerveau* et la *moelle épinière, mal conformés et plus ou moins incomplets,* avaient subi des déplacemens notables, et étaient accompagnés de poches hydrocéphaliques et hydrorachidiennes plus ou moins considérables. Avec cet état du cerveau coïncidait la généralité des difformités observées dans la catégorie précédente, c'est-à-dire, *rétraction musculaire générale* et *luxations* et *subluxations de toutes les articulations.*

Dans un troisième ordre de faits, l'auteur a rassemblé des fœtus humains et de veau, chez lesquels une *hydrocéphale très développée* coïncidait avec la rétraction générale du système musculaire et les difformités permanentes indiquées précédemment.

Dans une quatrième catégorie de faits, il a rassemblé des fœtus chez lesquels les mêmes difformités, quoique portées à un haut degré, présentaient néanmoins une différence de degré et de développement très marquée à droite et à gauche, coïncidant toujours avec une *rétraction spasmodique* proportionnée des muscles correspondans.

Dans une cinquième catégorie de faits, il a réuni des fœtus chez lesquels les difformités, limitées à un seul côté du corps et toujours caractérisées par la rétraction des muscles, coïncidaient avec les traces d'une *affection cérébrale ancienne.*

Enfin, dans une sixième et dernière catégorie de faits, l'auteur a réuni une série d'observations recueillies sur des sujets vivants, offrant, avec des traces non équivoques *d'une affection cérébrale antérieure à la naissance,* une réunion de difformités décroissantes, depuis la difformité générale simultanée des pieds, des mains et de l'épine, jusqu'à la difformité d'un seul pied ou d'une seule main.

En présence de cette succession de faits, l'auteur a présumé qu'il y avait là comme des degrés diffé-

rens d'une cause commune, et a cru y trouver l'origine d'un certain nombre de difformités congéniales.

2° HISTOIRE GÉNÉRALE DU RACHITISME.

Les principaux faits signalés par l'auteur, relatifs au rachitisme, sont les suivans :

A. L'influence du rachitisme sur le tissu osseux se révèle par quatre ordres de faits distincts, la *déformation, l'arrêt de développement,* le *retard de l'ossification,* et *l'altération du tissu.*

B. La déformation rachitique du squelette se développe successivement *de bas en haut,* des os de la jambe aux fémurs, des fémurs au bassin; puis viennent successivement ou simultanément les différentes parties des membres supérieurs, le thorax, et en dernier lieu la colonne et le tronc. *Le degré* des déformations est en rapport avec leur ordre de développement; d'où il suit que la déformation rachitique d'une portion du squelette implique toujours la déformation des portions situées au-dessous.

C. La plupart des os du squelette rachitique sont toujours relativement moins développés en longueur ou en largeur que les os du squelette normal. Cette *réduction,* qui est indépendante de celle résultant des déformations, s'opère suivant la même loi que ces dernières, c'est-à-dire, *successivement de bas en haut,* et *graduellement de haut en bas.* La proportion selon laquelle toutes ces parties du squelette sont réduites de bas en haut est exprimée par une série régulière de nombres, qui permet de déduire approximativement, de la dimension d'un seul os, la dimension des autres parties du squelette.

D. La réduction plus grande des membres inférieurs, comparée à celle des membres supérieurs, établit entre ces parties des rapports de longueur qui *répètent* et *perpétuent* ceux de l'âge où la maladie s'est développée.

E. Le *retard de l'ossification* dans les os rachitiques se révèle par la persistance plus marquée des noyaux cartilagineux, par la disjonction des épiphyses et la réunion tardive des pièces composantes des os multiples.

F. La texture des os rachitiques offre des caractères tout-à-fait différens, suivant qu'on les observe pendant la période *d'incubation* du rachitisme, pendant sa période *de déformation,* pendant sa période *de résolution;* différentes au commencement et à la fin de chacune de ces périodes, différentes enfin suivant les degrés et l'ancienneté de l'affection.

G. Pendant la période *d'incubation* du rachitisme, il se fait un épanchement de matière sanguinolente dans tous les interstices du tissu osseux, proportionnellement de bas en haut; dans les cellules du tissu spongieux, le canal médullaire, entre le périoste et l'os, entre les lamelles concentriques de la diaphyse, entre les épiphyses et les diaphyses, entre les noyaux épiphysaires et leurs cellules, dans les os courts et les os plats comme dans les os longs, en un mot dans toutes les parties du squelette et dans tous les points du tissu osseux où se distribuent les radicules des vaisseaux nourriciers.

H. Pendant la seconde période du rachitisme, *période de déformation*, en même temps que le tissu osseux perd de sa consistance et se ramollit, la matière qui continue à se déposer entre tous les interstices du tissu osseux tend à s'organiser. Elle passe successivement de la forme cellulo-vasculaire à la forme cellulo-spongieuse. Cette matière de nouvelle formation est surtout abondante entre le périoste et l'os, entre la membrane médullaire et le canal, entre le périoste et la table externe des os plats, et entre les lames de ces derniers.

I. Pendant la troisième période, *la période de résolution*, le tissu de nouvelle formation dans les os longs et dans quelques os plats et courts passe à l'état de tissu compacte, et tend à se confondre avec l'ancien tissu qui recouvre sa dureté première. Cette addition d'un tissu nouveau au tissu ancien donne une très grande épaisseur, et surtout une très grande largeur à quelques parties des os qui avaient été le siége de l'organisation du tissu spongieux nouveau de la période précédente.

J. Dans l'état désigné par M. J. Guérin sous la dénomination de *consomption rachitique*, et qui résulte d'un degré exagéré de l'affection, le dédoublement et l'écartement des parties composantes du tissu osseux ont été tels, que leur réunion ne s'est pas opérée, et que la matière épanchée ne s'est pas organisée. Dans cet état, les cloisons et les lamelles osseuses sont restées écartées, et la consistance de l'os primitif a été réduite au point que leur couche extérieure n'est plus formée quelquefois que par une pellicule mince.

K. La texture des os rachitiques chez les adultes, quand la maladie s'est complètement résolue, offre une compacité et une dureté supérieures à celles de l'état normal. Dans cet état, désigné par l'auteur sous le nom *d'éburnation rachitique*, on ne trouve plus aucune trace de la réunion de l'ancien os avec le nouveau.

Sans doute quelques-uns de ces faits avaient été notés déjà en partie, mais comme des circonstances absolues de la maladie : ils l'avaient été, entre autres, par Shaw, par MM. Guersant, Rufz, etc.; mais M. J. Guérin les a mieux et plus approfondis; il a surtout montré leur subordination au fait primitif de la maladie, c'est-à-dire à l'altération des propriétés nutritives et plastiques du sang.

§ VI.

THÉRAPEUTIQUE DES DIFFORMITÉS.

Six conditions capitales président, dans l'opinion de M. J. Guérin, au choix des moyens applicables aux difformités, et décident des résultats que ces moyens produisent.

Ces conditions sont :

1° La *cause essentielle* de la difformité;
2° Le *degré* de la difformité;
3° L'*ancienneté* de la difformité;
4° Son *siége*;
5° Sa *direction*;
6° Les conditions individuelles de l'*âge*, du *sexe*, de la *constitution*.

Voici une explication de cette formule au traitement des déviations de la colonne vertébrale.

1° *Sous le rapport de la cause.*

Les déviations *musculaires passives* (par faiblesse musculaire maladive, relâchement des ligamens de l'épine, croissance exagérée ou élongation disproportionnée de la colonne) excluent l'extension parallèle, ne permettent au plus que l'extension sigmoïde, et réclament toujours les appareils à flexion latérale; elles réclament surtout les exercices gymnastiques généraux et spéciaux et les douches froides sur la colonne. Elles guérissent assez vite et complétement.

2° Les déviations musculaires *actives* (prédominance d'action d'un ordre de muscles, par rétraction musculaire convulsive, par contracture, etc.) réclament l'emploi des moyens mécaniques de différens ordres, extension et flexion; des douches locales de vapeur émollientes ou narcotiques; de la gymnastique spéciale; elles guérissent plus difficilement, mais peuvent guérir complétement.

3° Les déviations par *prédominance native d'un côté du squelette sur l'autre* exigent l'emploi de moyens mécaniques divers, longtemps continués; des douches de vapeur émollientes : elles ne réclament les exercices gymnastiques qu'à une époque avancée de leur traitement. Elles ne cèdent qu'avec lenteur et difficulté, et ne guérissent complétement que dans un petit nombre de cas.

4° Les déviations *rachitiques* exigent, lorsqu'elles sont dans la période de déformation, l'extension sigmoïde et les appareils à flexion latérale; une gymnastique rigoureusement spéciale; une médication et un régime appropriés à la nature du rachitisme. Elles guérissent assez facilement pendant la première et la deuxième période du rachitisme; elles sont incurables dans la période de consolidation.

5° Les déviations *scrofuleuses* ou *tuberculeuses* rejettent complétement, sous peine d'accidens graves, l'emploi des moyens mécaniques, permettent dans certains cas les exercices gymnastiques modérés; exigent une médication externe révulsive et une médication interne spéciale. Elles ne guérissent presque jamais sans difformité consécutive, qu'il est dangereux de chercher à faire disparaître.

6° Les déviations par *causes combinées* offrent

dans leur traitement un phénomène important, savoir, que la portion de déviation qui est due à l'influence de la cause musculaire se guérit avec facilité et promptitude, tandis que la portion de la déviation due à la cause osseuse offre une résistance relative à la nature de son origine : en sorte que la curabilité des déviations par *causes combinées* est relative à la somme particulière d'influence de chacune des causes qui y ont concouru.

2° *Sous le rapport du degré.*

1° Les déviations au *premier degré* réclament rarement l'extension parallèle, appellent de préférence l'extension sigmoïde et les appareils à flexion latérale. Elles guérissent presque toujours complétement.

2° Au *deuxième degré*, les déviations dont la nature de la cause permet l'emploi des moyens mécaniques réclament en premier lieu l'extension parallèle, puis l'extension sigmoïde, puis la simple flexion. Presque toutes les déviations du deuxième degré sont complétement curables.

3° Au *troisième degré*, les déviations dont la cause n'exclut pas les agens mécaniques réclament l'extension parallèle très modérée, jamais primitivement l'extension sigmoïde ni les flexions alternes ; la gymnastique générale et spéciale. Aucune déviation du troisième degré n'est complétement curable.

3° *Sous le rapport de l'ancienneté.*

1° Toute déviation *récente* commande la plus grande réserve dans l'emploi des moyens mécaniques; presque toujours le changement d'attitudes, la disparition de la condition mécanique ou morbide qui a provoqué la difformité, suffisent pour la faire cesser en entier.

2° Toute déviation *ancienne* (hors les déviations tuberculeuses) exige l'emploi des moyens mécaniques variés, en commençant par l'extension parallèle. Toute déviation très ancienne, quels qu'en soient la cause et le degré, disparait avec lenteur, et très rarement d'une manière complète.

4° *Sous le rapport du siége.*

1° Les déviations *cervicales* qui permettent l'emploi des agens mécaniques (considération de la cause à part) appellent d'autres appareils que les déviations *dorsales*, celles-ci d'autres appareils que les déviations *lombaires*. Toutes peuvent, jusqu'à un certain point, être combattues par l'extension parallèle; mais à chacune d'elles s'approprient plus spécialement les différentes méthodes et procédés de redressement. Les déviations cervicales et lombaires, toutes choses égales d'ailleurs, guérissent plus vite et plus complétement que les déviations dorsales. Les déviations dorsales supérieures, celles qui correspondent aux quatre premières dorsales, ne sont accessibles qu'à l'extension parallèle, et ne sont jamais entièrement curables.

5° *Sous le rapport de la direction.*

1° Les déviations en *arrière* ou *excurvations* (celles dont la nature de la cause permet l'emploi des moyens mécaniques) réclament immédiatement les appareils à flexion antéro-postérieure, opposée à la flexion pathologique. Toutes les déviations postérieures, excepté les musculaires passives, sont difficiles à guérir, et guérissent rarement en entier.

2° Les déviations *latérales* à gauche (considération de la nature de la déviation à part) réclament de suite l'emploi du traitement mécanique, à cause de l'influence de la difformité sur le cœur.

Les indications qui précèdent permettent, on le voit assez, d'apprécier l'esprit dans lequel l'auteur a conçu et exécuté la partie thérapeutique de son ouvrage. Il nous reste à indiquer les moyens nouveaux de traitement qu'il a imaginés.

§ 2. MOYENS DE TRAITEMENT NOUVEAUX.

1° Le *principe de la flexion*, substitué à l'extension, et à la compression directe, principe généralisé dans le traitement de toutes les difformités articulaires.

Jusqu'à ce jour, les différentes machines proposées pour opérer le redressement des déviations latérales de la colonne, des déviations postérieures ou excurvations, des flexions permanentes du coude ou du genou, des pieds-bots ou varus-équins, avaient consisté en général dans des tractions exercées suivant l'axe longitudinal des parties déviées, et dans des pressions directes appliquées sur le sommet des convexités des courbures et à leurs extrémités. Le principe de la flexion proposé par M. J. Guérin, et les appareils où il l'a réalisé, tendent à tirer perpendiculairement, en sens contraire des courbures, sur les segmens des courbures, en se servant de ces segmens comme de bras de leviers dont le centre de mouvement est au sommet de chaque courbe, et dans l'articulation même qui est le centre de flexion de cette dernière. Il résulte de cette substitution de principes que les forces sont employées d'une manière plus favorable, déterminent par conséquent moins de gêne et de douleurs, et peuvent surtout porter le redressement au-delà de la ligne droite. Ce dernier avantage est en particulier sensible dans le redressement des déviations de l'épine. Les appareils à extension parallèle permettent difficilement d'obtenir des redressemens complets, parce qu'on ne parvient jamais à vaincre la prédominance du côté convexe des courbures sur le côté concave : tandis que ce résultat peut être plus ou moins facilement atteint par les appareils qui tendent à fléchir la colonne en sens inverse de ses courbures pathologiques.

Les machines que M. J. Guérin a imaginées d'après ce principe sont :

1º Un appareil à *extension sigmoïde* pour les déviations latérales de l'épine, dans lequel la flexion est combinée avec un léger degré d'extension en diagonale.

2º Un appareil à *flexions opposées* pour les déviations latérales de l'épine, dans lequel les flexions s'opèrent sans extension de la colonne.

3º Un appareil à *flexion postérieure* pour les déviations postérieures ou excurvations.

4º Un sabot à *triple flexion* pour les pieds-bots varus-équins, au moyen duquel on peut faire décrire au pied trois mouvemens circulaires simultanés, opposés aux mouvemens décrits par le pied-bot.

La commission a encore distingué avec intérêt un petit appareil propre à opérer le redressement instantané des déviations musculaires passives de la région lombaire de la colonne, sans le secours d'aucune force morte, et au moyen de l'action musculaire seulement, mise en jeu par *l'obliquation du bassin*. Cet appareil, qui consiste dans un siége mobile sur un axe médian-horizontal et antéro-postérieur, a pour effet, en déterminant l'abaissement du bassin du côté correspondant à la concavité de la déviation, de provoquer un mouvement de flexion de la colonne en sens opposé, mouvement que l'on peut graduer et varier suivant le degré d'obliquation du bassin. Cet appareil, qui peut suffire à lui seul dans le traitement de certaines déviations musculaires passives, est encore utile comme moyen auxiliaire dans des déviations qui exigent le concours d'appareils plus énergiques.

Enfin, M. J. Guérin a proposé pour le traitement de certains pieds-bots, chez les jeunes enfans, l'emploi du *plâtre coulé*. Ce moyen, qui est une application heureuse de l'appareil inamovible de M. Larrey, a sur les appareils mécaniques les avantages suivans : il ne se relâche point, il répartit la compression d'une manière égale sur toute la surface du membre; il est peu coûteux, facile à exécuter, et applicable par tout le monde.

§ 3. RÉSULTATS.

Les différens moyens que nous venons de faire connaître à l'Académie ont été appliqués par M. Guérin sous les yeux de la commission, dans quatorze cas de difformités, dont neuf de l'épine, un du cou, quatre de pieds-bots; de cause, de degré, de siége, de direction différens. Cette épreuve, présentée par l'auteur comme simple spécimen de ses applications thérapeutiques, et comme confirmation des succès relatés dans son ouvrage, a produit des résultats complétement d'accord avec ses principes scientifiques :

1º Quatre cas de déviations musculaires du deuxième degré ont été complétement guéris;

2º Un cas d'inclinaison musculaire du cou, redressé;

3º Trois cas de déviations osseuses du deuxième degré, considérablement améliorés;

4º Deux cas de déviations osseuses du troisième degré, améliorés;

5º Quatre cas de pieds-bots complétement guéris, dont un cas extrême, consistant dans un renversement en arrière de la partie antérieure du pied, la malade marchant sur la face dorsale du tarse.

Les sujets dont il s'agit avaient été pris par M. Guérin dans la classe ouvrière, et traités gratuitement dans une division particulière de son établissement.

Tel est l'ouvrage de M. Guérin.

CONCLUSIONS.

Après tant de recherches faites successivement sur le squelette, sur le cadavre, sur le vivant; après un si grand nombre d'observations rigoureusement recueillies et sévèrement interprétées; après cette foule de faits nouveaux et de vues neuves sur les différentes parties du sujet; finalement, après de si nombreux, de si beaux et de si féconds résultats introduits dans la science et dans l'art, nul ne s'étonnera, sans doute, que le prix ait été adjugé à ce remarquable travail.

La commission donne donc le prix proposé à M. Jules Guérin; et très explicitement aux points saillans de son ouvrage indiqués dans ce rapport.

Les Membres de la Commission :

DULONG, SAVART, MAGENDIE, SERRES, LARREY, ROUX et DOUBLE, rapporteur.

Imprimerie de FÉLIX MALTESTE et Cᵉ, rue des Deux-Portes-St-Sauveur, 16, près le passage du Grand-Cerf.

www.ingramcontent.com/pod-product-compliance
Lightning Source LLC
LaVergne TN
LVHW021745030726
842523LV00003B/920